LEÇONS

DE

PHYSIOLOGIE CLINIQUE.

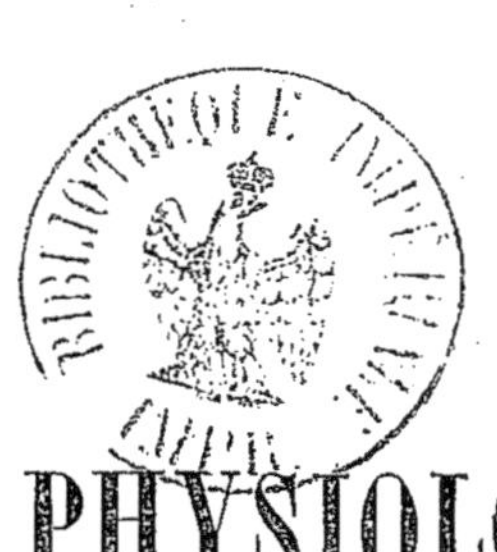

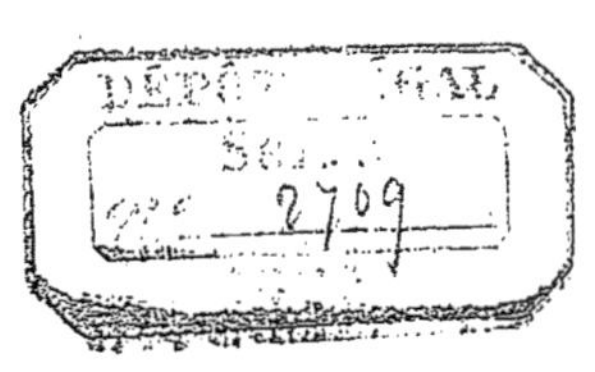

PARIS. — TYPOGRAPHIE HENRI PLON,

IMPRIMEUR DE L'EMPEREUR,

RUE GARANCIÈRE, 8.

LEÇONS

DE

PHYSIOLOGIE CLINIQUE,

PAR

G. SÉE,

MÉDECIN DE L'HOPITAL BEAUJON.

INNERVATION DU CŒUR. PALPITATIONS. SYNCOPE.

LEÇONS RECUEILLIES

PAR LE D' MAURICE REYNAUD.

PARIS

P. ASSELIN, successeur de **BÉCHET** jeune et **LABÉ**

LIBRAIRE DE LA FACULTÉ DE MÉDECINE

PLACE DE L'ÉCOLE DE MÉDECINE

1865

LEÇONS

DE PHYSIOLOGIE CLINIQUE

INNERVATION DU CŒUR.
PALPITATIONS. — SYNCOPE.

GÉNÉRALITÉS.

Depuis quelques années, un mouvement général qui se prononce de jour en jour davantage pousse de toutes parts les esprits dans les voies de la pathologie expérimentale. Il n'en pouvait être autrement en présence des immenses progrès accomplis de nos jours par la physiologie. La médecine, que tant de liens rattachent à cette science voisine et initiale, ne pouvait ni ne devait rester impassible; comment n'eût-elle pas réclamé pour elle le bénéfice de toute découverte faite dans le domaine de la vie?

Quelle est la portée, quels sont les avantages de cette direction nouvelle imprimée aux études médicales? Quel fruit pouvons-nous retirer, nous médecins, de l'expérimentation physiologique? Telles sont les questions que je me propose d'étudier avec vous.

Je n'hésite pas à le déclarer tout d'abord : cette tendance, envisagée en elle-même, me paraît légitime et salutaire, et j'éprouve d'autant moins de scrupule à m'y associer, que la résistance pèche par ses arguments. Le progrès des sciences physiologiques est un fait qui frappe les yeux, et qu'il faut accepter. Reste à savoir si nous préférons le voir se faire sans nous et malgré nous, ou s'il ne vaut pas mieux, dans les limites du possible et du raisonnable, faire tourner à l'avantage de la clinique chacune des données nouvelles dont la science s'enrichit tous les jours. La réponse ne saurait être douteuse.

De l'uniformité des phénomènes physiologiques et morbides.
— En fait, la vie est une, et la maladie n'ajoute rien à
l'organisme. Si les causes susceptibles de troubler l'harmo-
nie de la santé sont variables jusqu'à l'infini, le corps vivant, en définitive, réagit toujours avec les mêmes organes
et en vertu des mêmes lois. Sans doute ce conflit entre l'é-
conomie animale et les causes morbifiques qui l'assaillent
donne presque toujours des résultats multiples et complexes ;
mais c'est une raison de plus pour chercher à pénétrer par
l'analyse dans l'infinie variété des phénomènes, afin de les
ramener un à un sous une loi commune qui les commande et
les dirige.

Au surplus, cette complexité n'est pas seulement le fait de la
maladie ; elle tient, et pour beaucoup, à la nature même de notre organisation. À mesure que l'on s'élève dans la série animale, on voit la simplicité des réactions organiques faire place
à un ensemble phénoménal d'autant plus compliqué que la prépondérance du système nerveux s'accentue davantage dans les
espèces supérieures. Cette prépondérance devient telle dans l'espèce humaine qu'elle se subordonne presque tous les actes morbides, et c'est ce qui vous rend compte de la multiplicité d'aspects sous laquelle se présente chez l'homme le moindre
phénomène physiologique ou pathologique.

Pourtant, au fond, ces phénomènes ne sont pas d'ordre diffé-
rent ; cela est si vrai qu'il en est un grand nombre qui se pré-
sentent avec une complète identité de physionomie, soit que
la nature nous en montre le développement spontané sous
l'influence de la maladie, soit que nous les produisions artificiellement sur les animaux dans nos laboratoires. Ressemblance
remarquable, qui n'implique nullement l'assimilation de la maladie considérée dans son essence, avec les procédés mécaniques
ou chimiques dont dispose à son gré le physiologiste expérimentateur, mais qui prouve simplement que les modalités organiques ou fonctionnelles par lesquelles s'exprime la vie ne diffèrent pas, quelle que soit la cause, vitale ou physique, spontanée
ou provoquée, qui en suscite l'apparition.

Il suit de là que c'est dans les symptômes, manifestation
aveugle et brutale des souffrances de l'organisme, que cette

similitude se trouvera aussi complète que possible. Les symptômes constituent, permettez-moi la comparaison , une sorte de
clavier muet par lui-même, mais dont chaque touche rendra
toujours le même son, quelle que soit la main qui le presse. De
même chaque organe, chaque tissu , chaque appareil réagira en
toute rencontre selon les propriétés vitales dont il est originai-
rement doué, et la mise en jeu de ces propriétés ne signifiera
rien autre chose, sinon qu'une cause quelconque est intervenue,
capable d'en réveiller l'activité ; et si c'est une cause morbide ,
nous en reproduirons les effets, car il n'y a pas là une condition
nouvelle surajoutée, il y a simplement un nouveau mode d'impression produite sur l'économie. Aussi tous les symptômes peu-
vent-ils être fidèlement imités par l'expérimentation.

Séméiologie expérimentale. — Considérés dans leur ensemble,
ceux-ci peuvent être partagés en trois groupes : les symptômes
nervo-dynamiques, les symptômes d'ordre chimique, et les
symptômes d'ordre plastique, caractérisés par des phénomènes
de formation ou de développement.

Les premiers, ceux que j'appelle symptômes nervo-dynamiques, sont évidemment les plus élevés dans la série ; ils dépen-
dent presque exclusivement du système nerveux et musculaire.
Ils supposent un certain développement de l'être organisé ; car
on connaît quelques poisons qui ne paraissent agir sur l'œuf
qu'à partir du moment où l'embryon est pourvu d'un système
nerveux. Ces symptômes sont faciles à reproduire. C'est ainsi,
par exemple, qu'en excitant légèrement sur un cheval le bout
central du nerf vague préalablement coupé, ou le nerf laryngé
supérieur, on produit le phénomène de la toux, tel absolument
qu'il se produit en pathologie. C'est ainsi encore que tous les
jours, dans les vivisections, nous provoquons les convulsions,
les palpitations, les paralysies du sentiment et du mouvement,
en coupant ou en excitant certaines portions du système nerveux central ou périphérique.

Les symptômes d'ordre chimique consistent dans des phénomènes de composition et de décomposition. Ceux-ci sont en
général subordonnés à l'action souveraine et modératrice du
système nerveux ; c'est dans les tissus qu'ils s'accomplissent ;
sous cette influence, les modifications du sang ne font que tra-

duire ces intimes transformations de la substance vivante. Le
sang n'est jamais malade primitivement ; il ne fait que parti-
ciper aux désordres de la nutrition, et de même il ne manifeste
ses effets que par l'intermédiaire du système nerveux. Or, c'est
précisément par l'intermédiaire du système nerveux que nous
avons prise sur les symptômes chimiques ; c'est ainsi le plus
souvent que nous arrivons à les reproduire. Nous produisons à
volonté par ce moyen, ou par des irritants ou par les modifications du régime, des dépôts d'acide urique et d'urates, des
diarrhées dyssentériformes ou cholériformes, et toute cette série
de modifications de la crase sanguine connue sous le nom d'a-
némies.

Les symptômes consistant en phénomènes de formation et de
développement sont intimement liés aux propriétés inhérentes à
la cellule vivante. Ces propriétés subsistent par elles-mêmes ;
elles sont indépendantes, dans une certaine mesure, de l'action
du système nerveux, et des phénomènes chimiques qui s'accomplissent dans les tissus. Sans doute la cellule puise dans le sang
les matériaux de son accroissement et de sa multiplication,
mais elle les y puise par une action élective et toute spontanée,
en vertu de sa vitalité propre. Ce qui le prouve, c'est d'une
part, dans l'ordre physiologique, l'incessante reproduction des
épithéliums ; c'est l'accroissement et la réparation des fibres
musculaires, etc. ; et d'autre part, dans l'ordre pathologique, la
formation des produits hétérologues. Quelques anomalies mar-
quent cette analogie fondamentale qui relie entre elles les pro-
ductions normales et morbides : anomalies de siége, de temps
ou de forme. De là la division célèbre que Virchow a établie
pour ces tissus, en tissus hétérotopiques, hétérochroniques et
hétéromorphiques. Mais en réalité et malgré ces déviations
quelquefois prodigieuses du type primitif, on n'en est pas moins
obligé de reconnaître, dans ses égarements les plus singuliers,
cette même force plastique qui préside à l'entretien de tous nos
organes, et qui en répare les pertes normales ou accidentelles.
En réalité, cette force physiologique et la nature médicatrice
sont complétement identiques. Ce sont deux aspects d'une seule
et même puissance.

Affections expérimentales des tissus et des liquides. — Ainsi

donc, nous avons reproduit tous ces symptômes ; nous pouvons faire plus ; nous provoquons l'inflammation avec tous
ses modes. En détruisant les ganglions du grand sympathique,
nous déterminons des péricardites, des pleurésies. Et chose remarquable, pour obtenir le passage de la simple hyperémie à
l'exsudation et à la production du pus, il nous suffit d'affaiblir
l'animal en expérience. Mille moyens analogues nous permettent
de susciter la fièvre à tous ses degrés. Nous amenons l'atrophie
et la dégénérescence graisseuse des muscles en coupant les nerfs
qui s'y distribuent.

Voilà pour les affections du solide ; nous produisons de même
celles qui sont caractérisées par des altérations des liquides. Ainsi
en enlevant les reins nous déterminons une urémie artificielle tout
à fait comparable à l'urémie pathologique, s'exprimant comme
elle par des vomissements, par de la diarrhée, par des convulsions.

Certaines maladies peuvent être reproduites artificiellement. —
Mais parviendrons-nous à créer de toutes pièces des maladies ?
Ceci devient plus délicat. Le symptôme, l'affection, l'altération
du sang sont des faits *matériels*, palpables, qui émanent directement de la constitution des organes. Pour que ceux-ci répon-
dent à nos excitations, il suffit qu'ils soient convenablement
interrogés. La maladie, et j'entends par là l'impression morbi-
fique première qui met en mouvement toute la série des phénomènes pathologiques, et du milieu de l'apparente mobilité de
symptômes, dégage l'unité et la spécificité qui les fait converger
vers un même but, la maladie, dis-je, est un fait d'un ordre
plus relevé et, par conséquent, tout autrement difficile à reproduire. Et pourtant les résultats étonnants obtenus déjà dans
cette voie nous commandent de ne pas désespérer d'y parvenir.

S'il est un ordre de maladies dans lesquelles l'unité de la
cause affective s'affirme avec une suprême évidence, ce sont
bien les maladies virulentes. Or, s'il est vrai que nous ne pouvons créer chez les animaux les virus propres à l'espèce humaine, nous trouvons néanmoins chez eux de nombreux points
de comparaison et des analogies sérieuses. Ils nous fournissent
d'abord des types physiologiques, exemple le venin de la vipère,
si admirablement étudié par Fontana ; pour le physiologiste, en-

tre le venin et le virus, il n'y a qu'une différence de mots. Mais, d'ailleurs, nous possédons de véritables virus animaux. Non-seulement les animaux nous fournissent l'occasion précieuse d'étudier chez eux les effets de l'inoculation, d'expérimenter en un mot, et vous savez quels progrès a faits récemment, par ce moyen, l'histoire de la vaccine; mais nous pouvons même, dans certaines conditions données, sans inoculation, sans contagion, provoquer chez les animaux l'explosion de certains virus. C'est ainsi que la morve se développe par l'excès de fatigue chez les solipèdes qui ont été surmenés.

Le siége occupé dans l'économie par les virus indique la part que prend chaque organe à leur formation, et la singularité même de ces localisations prouve ce qu'il y a d'individuel et de véritablement spécifique dans l'activité de chaque élément histologique. Par exemple, le virus rabique a son siége exclusif dans la salive et dans la bave des animaux malades. De même que la ptyaline, que la pepsine ne sont pas préformées dans le sang, mais se constituent dans les glandes où elles prennent naissance, de même, dans les conditions nouvelles créées par la maladie, le virus existe si peu dans le sang, que ce liquide peut être inoculé impunément à d'autres animaux. La rage n'est donc pas une maladie du sang, comme on se plaît à le répéter. C'est, à la vérité, une maladie toxique, mais qui se concentre plus spécialement dans les organes glandulaires de la bouche. Le virus morveux existe dans le sang, dans les liquides purulents, dans les liquides exsudés, celui de l'hydrocèle par exemple. On n'en rencontre aucune trace dans les liquides de sécrétion ou d'excrétion, la salive, le suc gastrique, les urines, la bile. Et, chose bien curieuse, malgré cette circonscription si spéciale à certains tissus, à certains liquides, l'état général de l'animal retentit sur ces siéges d'élection du virus. Prenez un cheval atteint de morve chronique dont le jetage n'est point inoculable. Il vous suffira pour rendre à ce liquide sa propriété redoutable, d'imposer à l'animal un exercice forcé. L'effet sera pour ainsi dire instantané, et vous le produirez à volonté.

Vous le voyez, Messieurs, voilà un virus que nous avons la possibilité de produire; une fois produit, nous le modifions, nous agissons sur lui comme nous agissons sur les conditions d'exercice d'un organisme normal. En d'autres termes, voilà une maladie véritable, maladie artificielle tout entière du ressort de l'expérimentation.

Les diathèses ne peuvent pas être imitées. — Il n'en est plus de même des diathèses. Nous ne possédions aucun moyen de produire cette profonde imprégnation de l'économie tout entière, dont les maladies diathésiques nous offrent le saisissant tableau ; imprégnation telle, que la cause morbide semble désormais identifiée avec l'individu, l'accompagne jusqu'à la mort, et, bien plus, lui survit dans sa postérité. Les expériences ne peuvent rien produire de semblable. Nous arrivons bien à favoriser chez certains animaux la production des tubercules, mais rien ne prouve que nous ayons créé chez eux la diathèse tuberculeuse, ou plutôt tout prouve le contraire ; placés dans des conditions hygiéniques que nous leur faisons aussi mauvaises que possible, ils dépérissent et se tuberculisent, ils portent avec eux la prédisposition ; mais cela n'arrive pas à coup sûr. D'ailleurs, le propre de la diathèse, c'est précisément de se développer spontanément, indépendamment des circonstances extérieures, ou sous l'influence mystérieuse de l'hérédité.

Avantages de l'expérimentation physiologique pour l'étude de l'impressionnabilité. — Si l'expérimentation physiologique ne peut produire des diathèses, elle a cependant d'autres avantages, elle vous fournit le moyen d'étudier l'impressionnabilité si variable des animaux aux divers agents morbifiques, et d'en déterminer les conditions. Or ces conditions sont essentiellement du domaine de la physiologie. Quelquefois ce sont des conditions inhérentes à la race, et ceci n'est pas vrai seulement de l'homme ; les animaux nous montrent par de fréquents exemples ce que l'inégal développement du système nerveux apporte de différence à la vivacité des impressions. Tandis que chez le chien de chasse les opérations sont excessivement douloureuses, le chien de berger paraît les supporter avec la plus grande facilité. Les mêmes différences se remarquent pour les chevaux de sang comparés aux animaux de même espèce, mais de race inférieure.

Quelquefois ce sont des circonstances individuelles, comme l'abstinence ou la digestion, qui décident du degré d'impressionnabilité. Un animal à jeun, pour ressentir les effets de certains poisons, exige une dose double de celle qu'il faudrait administrer au même animal en état de digestion. A quoi tient cette différence? Est-ce à l'absorption? Evidemment non ; car tout le monde sait qu'elle est plus active à jeun et devrait par conséquent agir dans un sens précisément inverse. Mais c'est que l'animal à jeun descend en quelque sorte d'un degré dans l'échelle physiologique et présente à l'action toxique une susceptibilité notablement amoindrie.

D'autre part, les maladies créent à leur tour des conditions nouvelles dont il importe de tenir compte et que la physiologie seule peut expliquer. Dans le choléra, par exemple, l'absorption est anéantie. Voilà un fait au premier abord bien insolite. Mais en prenant un point de comparaison dans l'état normal, nous allons nous en rendre compte.

Un organe qui sécrète ne peut pas absorber. Une glande salivaire à l'état de repos est susceptible d'absorption ; elle perd cette faculté dès qu'elle commence à sécréter. N'est-il pas naturel que l'énorme hypersécrétion qui a lieu dans le choléra amène avec elle la suspension de tout phénomène d'absorption? La même remarque peut être faite dans la fièvre typhoïde. On peut administrer aux malades des doses considérables d'alcool sans produire l'ivresse ; c'est que l'intestin, qui sécrète beaucoup, n'absorbe pas cet alcool.

Mais dans l'un et l'autre cas, il y a une seconde raison que nous devons chercher dans le trouble de l'innervation. C'est ce trouble profond qui empêche l'absorption d'avoir lieu pendant le paroxysme de la fièvre intermittente ; c'est lui encore qui suspend cette fonction dans le tétanos ; et là est vraisemblablement la cause de l'insuccès du curare dans la plupart des cas où cet agent à été expérimenté. Dans les deux seuls cas où il a réussi, il y avait eu des preuves évidentes d'absorption. La tolérance, à laquelle on a fait jouer un si grand rôle dans la méthode rasorienne, tient sans doute à la différence d'action des médicaments suivant la dose à laquelle ils sont employés ; mais il faut ajouter qu'elle se réduit bien souvent à un simple phénomène de non-absorption. Le médicament ne pénètre pas dans le torrent de la circulation ; quoi d'étonnant s'il ne produit pas ses effets habituels ?

Prédisposition locale et imminence morbide. — Ce n'est pas tout : l'expérimentation nous donne encore la clef de problèmes difficiles. Qu'est-ce que cette influence mystérieuse qui constitue la prédisposition locale? Pourquoi une cause morbide étant donnée, est-ce tel organe qui va s'affecter et non pas tel autre? Ecoutons la physiologie.

Voici un animal qui meurt d'inanition ; à l'autopsie, on trouve tantôt une pneumonie, tantôt une pleurésie, tantôt une entérite. Evidemment cela ne s'est pas fait au hasard, il fallait qu'il y eût là une prédisposition; nous allons la créer en coupant le nerf grand sympathique, avant de soumettre l'animal à l'inanition. Le résultat immédiat sera une simple dilatation vasculaire. Tant que l'animal sera bien nourri, les choses en resteront là, mais sitôt qu'il sera mis à la diète, nous verrons éclater une violente inflammation dans le point ainsi constitué en état d'imminence morbide. Les résultats funestes de l'abstinence auront porté sur le *pars minoris resistentiæ,* ce que l'on pouvait prédire à l'avance. Ainsi la prédisposition, cet état intermédiaire qui n'est pas encore la maladie, mais qui n'est déjà plus la santé parfaite, gît dans une modification particulière du système nerveux, dont l'expérimentation nous rend compte jusqu'à un certain point.

Du reste, il ne faudrait pas envisager la prédisposition dans un sens trop général, car elle varie à l'égard des différentes circonstances provocatrices qui peuvent la mettre en jeu. Vous venez de voir l'animal affaibli ou inanitié (ce qui revient au même) plus difficile à empoisonner que dans l'état de plénitude et de force, mais cela n'est vrai que par rapport à certains poisons, dont le curare offre le type le plus complet. De même les individus affaiblis n'ont pas la même aptitude à contracter toutes les maladies. On peut à ce point de vue partager les agents morbides en deux groupes : les uns agissent à la manière des poisons névrosiques, et ont une influence d'autant plus marquée que le système nerveux est dans un état plus complet d'intégrité. Pour ceux-là donc, la véritable indication c'est d'affaiblir. Les autres, au contraire, se conduisent comme le virus, et pénètrent d'autant plus facilement dans l'économie, qu'ils la trouvent d'avance plus affaiblie. Si vous voulez empêcher le virus morveux d'être absorbé, fortifiez autant que possible. Il en est de même de toutes les maladies contagieuses et épidémiques. Les constitutions affaiblies leur offrent l'opportunité morbide la plus grande possible. Pour combattre ces maladies, ou mieux encore pour les prévenir, l'indication majeure sera de tonifier. C'est dans l'intelligence de ces conditions premières de la maladie, et dans le choix raisonné des moyens à leur opposer par avance, qu'éclatera le véritable tact médical éclairé par la physiologie.

Mécanisme des déterminations morbides, conditions de la généralisation des maladies. — Mais s'il est nécessaire de connaître le mécanisme des déterminations morbides, il est peut-être plus important encore d'apprécier sainement les conditions qui président à la généralisation des maladies. Or les causes pathogéniques qui peuvent affecter l'être vivant n'ont que deux voies pour s'introduire au cœur de l'économie : ou bien elles y pénètrent par l'intermédiaire du système sanguin, ou bien elles s'attaquent directement au système nerveux. Etudions ces deux modes étiologiques.

Les substances toxiques ou contagieuses pénètrent d'ordinaire par voie centripète. Le système veineux leur sert de porte d'entrée. Plusieurs conditions pourront les arrêter au passage. Si la tension veineuse est suffisante, l'absorption pourra ne pas avoir lieu. Vous savez, en effet, que pour empêcher l'intoxication, il suffit de lier la veine correspondante au point d'application de la substance délétère.

Mais l'absorption veineuse est accomplie ; cela ne suffit pas encore pour que l'empoisonnement ait lieu ; il faut de plus que, rapporté au cœur par la circulation en retour, le poison pénètre dans le système artériel pour aller se mettre en rapport direct avec les éléments histologiques. Dans ce trajet, il doit traverser le poumon, et là il peut se faire une élimination plus ou moins complète ; c'est ce qui arrive notamment pour l'acide prussique, pour l'hydrogène sulfuré.

Supposez au contraire que l'absorption ait eu lieu par le poumon ; dès lors l'élimination est impossible, ou, du moins, si elle se fait par les urines, elle arrive trop tard, et l'effet pernicieux est déjà produit. La conséquence à tirer de là, c'est que l'absorption par la surface pulmonaire est incomparablement plus active et plus dangereuse que celle qui a lieu, par la peau et les muqueuses. L'histoire des fièvres éruptives, celle de l'intoxication paludéenne nous offrent de ce grand fait une importante application.

Le second moyen de généralisation des impressions morbides, c'est le système nerveux sensitif. Sous ce rapport la démonstration physiologique ne laisse rien à désirer. Irritez un tissu mécaniquement; un phlegmon se déclare, voilà la lésion locale constituée. De là l'excitation gagne la moelle, puis se réfléchit sur le cœur et les nerfs vaso-moteurs, et la fièvre se déclare. Que les racines motrices soient intactes ou qu'elles soient coupées, peu importe, les phénomènes seront les mêmes. Mais les choses se passeront tout différemment si vous avez pris soin de couper les racines sensitives. Vous avez par là barré le chemin à la transmission des impressions de la périphérie au centre. Le phlegmon continuera à se développer, mais il restera à l'état d'acte local et isolé; il n'y aura pas de fièvre, il n'y aura pas de phénomènes généraux.

Ce que produit une irritation mécanique, certaines excitations médicamenteuses, toxiques ou simplement douloureuses le produisent également. Introduisez de la strychnine dans une artère et liez la veine correspondante. L'intoxication se généralise néanmoins, vous en concluez avec certitude que cet alcaloïde a agi sur le système nerveux périphérique et que de là l'impression a été transmise au centre par le nerf sensitif.

Qu'une maladie d'ensemble ait été produite par un moyen analogue, que, par exemple, vous vous trouviez en présence d'une fièvre produite par l'excès de douleur, voilà bien ce qu'on peut appeler une fièvre essentielle; elle restera telle tant qu'une circonstance spéciale n'appellera pas une détermination sur tel ou tel organe. Mais si l'animal qui a subi cette irritation a été mis en état de prédisposition locale par la section préalable du nerf vague, alors la maladie se jettera, comme on dit, sur le poumon. Tout à l'heure vous disiez fièvre essentielle; maintenant vous dites pneumonie. Et c'est dans ce cas que le plus grand nombre des médecins considèrent la lésion locale comme l'origine, comme la cause de la réaction fébrile générale. Pour être dans le vrai, il faut retourner la proposition. Le propre d'une maladie essentielle, ce n'est pas d'être sans lésions, c'est d'affecter primitivement et dynamiquement le système nerveux, de façon que les lésions, s'il s'en produit, ne soient que consécutives.

Qu'une fièvre intermittente s'accompagne ou non du gonflement de la rate, sera-t-elle pour cela différente d'elle-même ? Faudra-t-il, dans le premier cas, la subordonner à la lésion splénique, dans le second, la considérer comme essentielle ? Evidemment non. L'intoxication, générale d'abord, peut, en acquérant plus d'intensité, se localiser sur la glande vasculaire sanguine. Mais les choses ne changent pas de nature et ne doivent pas changer de nom.

Il me serait aisé de prolonger longtemps cette étude des applications incessantes de la physiologie à la médecine. Il est peut-être préférable de passer immédiatement de la théorie à l'application. Un exemple est souvent le plus éloquent des enseignements. Je le choisirai, si vous le voulez bien, dans l'histoire physiologique et pathologique des palpitations.

INNERVATION DU CŒUR.

Conformément à notre plan, l'étude des palpitations, c'est-à-dire des battements du cœur dans leur ordre pathologique, doit être précédée de l'étude physiologique des forces qui président à ces battements dans l'état normal. En d'autres termes, nous devons étudier l'innervation du cœur.

L'activité du cœur diffère absolument de celle des autres muscles. Tandis que ceux-ci n'agissent qu'à des intervalles éloignés, variables, et que leurs contractions sont séparées entre elles par des périodes de repos complet, le cœur bat sans cesse et se contracte régulièrement suivant un rhythme toujours identique ; cela seul indique une innervation différente. Le cœur puise ses éléments à trois sources : 1° le nerf vague ; 2° les ganglions intra-cardiaques ; 3° un centre bulbaire ou auxiliaire. 4° Le nerf sympathique n'est qu'un nerf de transmission.

I. Nerf vague. — Commençons par le nerf vague. Lorsqu'on excite ce nerf, on voit se passer précisément le contraire de ce qui arrive lorsqu'on excite tout autre nerf musculaire. Les battements du cœur, loin de s'exagérer, se ralentissent et finissent par s'arrêter pour peu que l'excitation soit forte. Mais si l'excitation dépasse certaines limites, le cœur recouvre ses battements ; à quoi tiennent ces phénomènes ? Les frères Weber ont émis les premiers cette idée que le nerf vague est pour le cœur un nerf modérateur, un nerf d'arrêt. Donc, disent-ils, si vous excitez ce nerf, il en résulte une suspension de l'action musculaire. Mais si l'excitation est portée à l'extrême, le nerf.vague, semblable en cela à tous les autres nerfs, finit par être surmené. Dès lors il a perdu son action et les battements recommencent.

Deux grands physiologistes, MM. Schiff et Moleschott, n'admettent pas cette théorie. Ils pensent qu'en portant sur le nerf vague une excitation suffisamment faible, on peut provoquer une contraction du cœur ; seulement cette excitation doit être, et ils en conviennent eux-mêmes, extraordinairement faible. Ils en infèrent qu'au fond le nerf vague ressemble à tous les autres nerfs moteurs, qu'il ne s'en distingue que par une excessive tendance à l'épuisement, en sorte que, se fatiguant très-facilement, il verrait une excitation même ordinaire user rapidement son action motrice ; d'où l'arrêt du cœur.

Il y a de graves objections à faire à cette manière de voir. D'abord on n'a jamais pu retrouver cette prétendue contraction du cœur sous l'influence de minimes excitations du nerf vague. MM. Pflüger et Rosenthal ont cherché, chacun de leur côté, à renouveler ces expériences. Quelque légères, quelque superficielles qu'aient été leurs excitations, toujours ils ont vu se produire le ralentissement du cœur et jamais ils n'ont pu le faire contracter. Tout courant capable, lorsqu'il est appliqué sur un nerf moteur quelconque, de provoquer une contraction musculaire si petite qu'elle soit, suffit pour arrêter le cœur. De plus, si l'on étudie la manière dont se produit l'arrêt du cœur à la suite d'une excitation forte, on y remarque une particularité caractéristique. A mesure que l'excitation augmente, le cœur, en même temps qu'il se ralentit, devient de moins en moins rapide à chaque contraction, et il finit par s'arrêter *en diastole*. C'est justement le contraire de ce qui se passe pour un muscle ordinaire, dont la contraction augmente avec l'excitation. Enfin, si la théorie de MM. Schiff et Moleschott était exacte, elle devrait être confirmée par la contre-épreuve, et la section du nerf pneumo-gastrique devrait amener l'arrêt du cœur, de même que la section d'un nerf moteur entraîne la paralysie du muscle auquel il se distribue. Or, il se trouve qu'en pratiquant cette section, on voit les battements du cœur s'accélérer : leur nombre monte de 60 par minute à 150 ; en même temps ils deviennent moins énergiques, tremblotants, inégaux. C'est du moins ce qui arrive chez les animaux qui ont normalement le pouls régulier. Chez ceux, au contraire, qui, comme les chiens, ont le pouls irrégulier, on voit la régularité se produire, et, chose bien singulière, une fois cela fait, le pouls ne peut plus devenir irrégulier (Bernard).

Il y a du reste un désaccord complet entre le pouls, la respiration et la chaleur animale. Et c'est, pour le dire à l'avance, un fait que nous retrouverons plus tard dans les palpitations. Ainsi, tandis que les pulsations augmentent du double, le nombre des mouvements respiratoires diminue, la température baisse, malgré l'augmentation des pulsations. La pression artérielle augmente, puisque la colonne de l'hémomètre, qui était par exemple de 15 centièmes avant l'opération, se trouve être montée à 16 ou 17 après. Mais en même temps les oscillations de cette colonne, tout en augmentant de nombre, diminuent d'étendue. Par conséquent l'impulsion cardiaque a réellement diminué. La vérité est que la pression constante dans le système circulatoire augmente et que la pression cardiaque diminue ; en sorte que l'action du cœur a réellement diminué d'énergie, malgré l'augmentation de la pression artérielle.

La section du nerf vague a le même résultat, soit qu'on opère sur le nerf lui-même, soit qu'on agisse sur ses origines ou sur la moelle allongée elle-même.

L'explication de MM. Schiff et Moleschott est donc inacceptable, et il faut regarder comme acquis que le nerf vague n'est pas un nerf ordinaire, mais bien un nerf frénateur, antagoniste des autres nerfs du cœur. Pour mieux faire saisir ma pensée, je ne puis mieux le comparer qu'au frein d'une locomotive. Plus le frein est serré, moins la machine va vite. Si le frein est rompu, la machine s'emporte avec une rapidité que rien n'arrête. De même, selon que l'action du nerf vague est excessive, modérée ou anéantie, les mouvements du cœur sont nuls, ordinaires ou d'une rapidité excessive.

Tout récemment M. Landois a étudié certaines conditions de composition du sang qui influent sur ce rôle particulier du nerf vague. La quantité d'acide carbonique contenu dans le sang a, suivant cet expérimentateur, une extrême importance. Chez un animal asphyxié, la section du nerf vague n'est pas suivie d'accélération des battements du cœur. A mesure que ce gaz se dégage, l'accélération se prononce ; et néanmoins, si l'on arrive à chasser du sang d'un animal tout l'acide carbonique qu'il contient, la section du nerf vague n'a plus aucun effet. Il semble donc, pour que cette section produise ses effets accoutumés, qu'il faille dans le sang une certaine quantité d'acide carbonique assez difficile à doser, mais qui ne doit être ni trop forte ni trop faible.

M. Brown-Séquard a émis une autre théorie ; il considère le nerf vague comme le nerf moteur des artères coronaires, et il pense que son excitation, en amenant la contraction de ces artères, a pour résultat de produire l'anémie du cœur, et avec l'anémie, l'affaiblissement des battements. Il se produirait là une sorte de paralysie comparable à celle des membres inférieurs, à la suite de la ligature de l'aorte, et le nerf vague n'agirait plus que médiatement sur la fibre charnue. Mais M. Panum a démontré que l'on ne pouvait accepter cette explication. En effet, en injectant un mélange d'huile et de suif dans les artères coronaires, de façon à empêcher absolument l'irrigation sanguine des parois du cœur, on n'en voit pas moins les battements continuer pendant deux ou trois heures encore; preuve certaine que l'anémie cardiaque n'a pas l'importance que M. Brown-Séquard voudrait lui attribuer. Quant au fait lui-même de l'innervation des artères coronaires par le nerf vague, c'est un point qu'il faut bien accepter en présence de la preuve directe qui en a été fournie par ce physiologiste.

Outre son pouvoir modérateur, le nerf vague a des fonctions relatives à la sensibilité, qui ont été récemment étudiées par M. Goltz. Au confluent du sinus de la veine-cave inférieure avec l'oreillette droite, il existe un ganglion nerveux, sur lequel nous reviendrons dans un instant. Si on vient à toucher ce ganglion avec du vinaigre, à l'instant même il se produit des convulsions réflexes de tout le corps. Ce qu'il y a de curieux, c'est qu'on peut l'exciter impunément; si l'on a préalablement pris le soin de couper le nerf vague, qui paraît, par conséquent, transmettre aux centres les impressions sensitives.

On peut produire une action réflexe en sens inverse. Marshall-Hall tuait des animaux sans produire de lésion appréciable, simplement en les frappant sur la région précordiale ou sur le ventre. M. Goltz a reproduit ces expériences sur des grenouilles, et il remarque qu'à la suite d'un coup sec et violent sur la paroi thoracique ou à l'abdomen, on voit le cœur s'arrêter aussitôt dans la diastole. Il faut donc que l'excitation ait remonté des nerfs périphériques vers la moelle épinière, de là vers le *calamus scriptorius*, puis se soit réfléchie sur le nerf vague, qui, excité par action centrifuge, a produit l'arrêt du cœur. La preuve de ce mode de transmission, c'est qu'après la section du nerf vague ou de la moelle allongée, la percussion n'a plus le même résultat. Il en est de même si l'on supprime la sensibilité par le chloroforme.

II. Ganglions du cœur. — Il est évident, Messieurs, qu'un nerf modérateur ne saurait suffire à lui seul à expliquer les mouvements du cœur. Il faut qu'il existe en outre un nerf ou un système de nerfs doués d'une action positive. Cette source d'irritabilité, le cœur la possède en lui-même. Extrait de la cavité du thorax, il continue à battre pendant des heures entières. Cette propriété n'appartient pas à la fibre musculaire considérée en elle-même, ainsi qu'on l'a prétendu pendant longtemps. Il existe dans le cœur une chaîne composée de trois ganglions découverts par Remak, Bidder et Ludwig, et qui dans ces dernières années ont fait le sujet de nombreuses discussions.

Le premier, placé à l'embouchure du sinus de la veine-cave inférieure, est le plus irritable de tous. Le second est adossé à la valvule auriculo-ventriculaire gauche. Le troisième est dans la paroi même de l'oreillette droite.

1° *Ganglion du sinus.* — Lorsque l'on fait une section rapide à l'embouchure du sinus veineux dans l'oreillette, ou bien lorsqu'à l'exemple de Stannius on pratique une ligature dans le même point, on voit immédiatement s'arrêter toute la partie du cœur située au-lessous du point lésé, tandis que le sinus continue à battre régulièrement. L'arrêt du cœur dure de cinq à dix minutes, puis le ventricule recommence ordinairement à se contracter.

Lorsque le sinus subit des sections par tranches de haut en bas, c'est-à-dire de la partie la plus éloignée de l'oreillette jusqu'à celle qui lui est contiguë, le rhythme du cœur se ralentit de plus en plus, et c'est quand on atteint la limite des oreillettes que tout l'organe s'arrête complétement et subitement. On a vivement discuté la question de savoir si cette action motrice du ganglion, mise ainsi en évidence, était automatique ou non. M. Goltz, au lieu de faire l'expérience à l'air libre, place le cœur et le sinus sous l'huile, de façon par conséquent à les soustraire à l'action de l'air. Les contractions ne se produisent plus dans le sinus. M. Goltz en conclut que ce ganglion n'est pas automatique, et qu'il a besoin d'un excitant pour entrer en jeu ; l'excitant normal, selon lui, est l'oxygène du sang, et ce qui le prouve, c'est précisément que l'oxygène de l'air peut remplacer celui du sang. Voilà pourquoi le cœur continue à battre à l'air libre. Le rhythme des mouvements du cœur serait donc dû à l'interruption du cours du sang, par suite même de la contraction.

2° *Ganglion ventriculaire.* — Si pendant le silence du cœur obtenu par l'expérience précédente, on coupe le ventricule en travers par son milieu, de façon que les ganglions décrits par Bidder et par Ludwig restent attachés à l'oreillette, on voit dans le fragment supérieur des pulsations régulières qui commencent par le ventricule et gagnent l'oreillette.

Lorsque pendant la diastole résultant de la ligature de Stanius l'excitation est portée sur le ventricule, celui-ci se contracte, et l'oreillette suit. Si on excite d'abord l'oreillette, c'est par elle que commence la contraction. Tous ces phénomènes s'obtiennent également bien chez les animaux empoisonnés par le curare, dont le nerf vague a perdu son action régulatrice.

3° *Ganglion auriculaire.* — Quant au ganglion placé dans les parois de l'oreillette, son exploration donne des résultats différents. Si pendant le silence diastolique précédemment produit on sépare l'oreillette du ventricule, elle s'arrête à son tour, tandis que le ventricule recommence ses pulsations rhythmiques.

Comment expliquer ces curieux phénomènes? Et d'abord, que signifie l'arrêt du cœur lorsque le sinus est séparé de l'oreillette? On ne saurait admettre, ainsi que le veulent Heidenhain et Ludwig, qu'il s'agisse d'une simple excitation du nerf vague, car cette excitation est incapable de produire un arrêt aussi prolongé. Il faut donc admettre avec Weber et Bezold qu'il existe dans le cœur deux espèces de forces, les unes automotrices, les autres suspensives, qui alternent les unes avec les autres.

Les premières résident surtout dans le sinus et dans le sillon auriculo-ventriculaire ; ce sont elles qui donnent l'impulsion et le rhythme aux mouvements du cœur. Si, en effet, le sinus est éliminé en partie, il en résulte une diminution des forces d'innervation de chaque contraction.

Les forces suspensives résident principalement dans l'oreillette. Si en effet on sépare complétement le sinus , il en résulte une combinaison dans laquelle les deux forces restantes tendent à s'équilibrer.

Pendant le repos, une certaine quantité de force s'accumule dans le centre nerveux du ventricule , laquelle finit par faire pencher la balance en faveur du mouvement.

Ce qui prouve qu'il en est ainsi , c'est que par la séparation du ventricule et de l'oreillette, celle-ci étant écartée avec son ganglion modérateur , l'opération elle-même suffit pour exciter les ganglions du sillon auriculo-ventriculaire et faire contracter le ventricule.

III. **Centre médullaire ou auxiliaire.** — L'influence que peut exercer la moelle dans les mouvements du cœur est un point des plus controversés de la physiologie. Haller, vous le savez, niait cette influence. Appliquant surtout au cœur sa théorie de l'irritabilité, il a déclaré maintes fois que les contractions cardiaques sont dans une indépendance absolue du système nerveux central. Spallanzani, Bichat, disent avoir irrité la moelle de diverses manières, sans produire aucune action sur le cœur.

Toutefois, des faits déjà anciens sont venus ébranler cette manière de voir. Ainsi Wilson Philip est parvenu à accroître les battements du cœur en humectant la moelle épinière avec de l'alcool; des dissolutions d'opium ou de tabac produiraient, selon lui, l'effet contraire; il faut cependant que ces résultats n'aient point été très-nets, puisque Wilson Philip, grand partisan de Haller, soutient avec lui que l'action du cœur, indépendante du système nerveux, émane d'une force inhérente à la fibre musculaire.

Avant Wilson Philip, Legallois avait fait des expériences célèbres. Ce médecin détruisait isolément chez des lapins âgés de plus de vingt jours chacune des trois portions cervicale, dorsale et lombaire de la moelle, et toujours la mort arrivait presque immédiatement. Il l'attribuait à l'arrêt de la circulation, et en concluait que le cœur soutire le principe de ses battements de tous les points de la moelle épinière; et, pour prouver que la mort arrivait bien alors par arrêt de la circulation, il coupait une grosse artère d'un membre, et montrait qu'il ne se faisait plus d'hémorrhagie. On a beaucoup critiqué cette dernière expérience, et Legallois lui-même ne se dissimulait pas qu'elle laissait quelque incertitude sur l'instantanéité de la cessation des battements. Il y avait là néanmoins une observation vraie, que des expériences contemporaines ont confirmée en partie.

M. Bezold, dans ses recherches tout à fait récentes, établit que le bulbe contient un centre cardiaque dont l'influence permanente sur les mouvements du cœur est transmise à cet organe par la moelle épinière, puis par le cordon sympathique.

Voici par quelles expériences il prouve l'existence de ce centre bulbaire.

A. Sur des chiens et des lapins, il pratique préalablement la section du nerf vague et du grand sympathique cervical, afin d'éliminer l'action propre de ces nerfs. En outre, il a soin de faire absorber à l'animal deux centigrammes de curare, pour éviter les mouvements; enfin, il établit une respiration artificielle. Ces précautions préliminaires étant prises, des aiguilles communiquant avec un fil spiral où passe un courant d'induction secondaire, sont introduites dans le bulbe. Le courant est produit par un élément de la pile de Daniell. On observe alors les effets suivants :

1° Le pouls monte de cinq pulsations par seconde ;

2° Les bruits du cœur augmentent, ainsi que ses contractions ;

3° La pression du sang dans les artères carotides augmente énormément ;

4° Tous ces effets ne se produisent qu'après deux à quatre secondes, et persistent encore dix à vingt secondes après l'excitation.

Une irritation portée sur la moelle cervicale par les mêmes moyens produit les mêmes effets.

M. Bezold en conclut que l'irritation de la moelle allongée, ou de la moelle cervicale, augmente en général la force impulsive du cœur et la porte à son maximum.

B. Dans une autre série d'expériences, des sections sont pratiquées sur le bulbe au niveau du calamus, ou sur la région cervicale entre la première et la cinquième vertèbre. Les effets observés sont les suivants :

1° Le nombre des pulsations monte passagèrement, pour retomber bientôt après ;

2° L'action du cœur augmente, puis diminue considérablement ;

3° La pression artérielle finit par s'abaisser bien au-dessous de l'état normal.

C. Après section préalable, l'irritation du bout périphérique de la moelle cervicale thoracique ou lombaire produit les mêmes effets que l'on avait obtenus dans la première expérience, c'est-à-dire une augmentation de l'action du cœur.

D. On isole à différentes hauteurs un fragment de la moelle entre deux sections.

1° Si les sections ont été pratiquées près du bulbe, on observe au cœur les mêmes effets paralytiques qu'à la suite de la section simple du bulbe.

2° Si on coupe la moelle séparée du bulbe, on n'obtient plus rien.

E. Si une *irritation* est portée sur un fragment spinal isolé dans la région thoracique ou lombaire, le cœur augmente d'action.

Cette même irritation, portée sur un fragment spinal isolé dans la région cervicale, ne produit pas d'effet sensible sur le cœur.

F. On coupe le cordon sympathique dans la région thoracique, et l'on irrite la moelle lombaire. Rien du côté du cœur.

Si l'on irrite le cordon sympathique dans la portion thoracique ou lombaire, l'activité du cœur augmente ; mais si l'on a fait une section préalable au-dessus du point irrité, les effets manquent.

CONCLUSIONS. — 1° La moelle cervicale contient des nerfs moteurs qui vont du bulbe au cœur. L'excitation normale de ces nerfs contribue pour une grande part à soutenir l'activité normale du cœur et à lui communiquer sa force impulsive. Une fois ces nerfs paralysés, il ne reste au cœur qu'une fraction de sa force naturelle.

2° De la moelle cervicale ces fibres excitatrices descendent à travers la moelle épinière, pour la quitter à diverses hauteurs et gagner le cordon sympathique.

3° Le cordon sympathique a donc, entre autres fonctions, celle d'un nerf moteur du cœur.

4° Mais ni le cordon sympathique ni le faisceau correspondant de la moelle épinière ne contiennent de foyer d'excitation automatique ou automoteur. Ils ne sont l'un et l'autre que des voies conductrices par lesquelles passe l'influx nerveux. Celui-ci part du bulbe, où se trouve un centre cardiaque réellement automatique. De là il gagne la moelle épinière, le grand sympathique, et va concourir d'une manière continue à animer le cœur.

En résumé donc, d'après Bezold, l'activité normale du cœur est puisée à deux sources directes qui sont :

1° Les ganglions intra-cardiaques ;

2° Le centre bulbaire, dont l'influx passe par le grand sympathique pour aller exciter les fibres cardiaques ; c'est le centre auxiliaire, découvert par ce physiologiste.

Supposez ce centre paralysé, les mouvements du cœur continueront bien à se faire régulièrement, mais ils n'auront plus la force nécessaire pour que la circulation s'accomplisse nor-

malement. Le siége de ce centre excitateur est bien réellement
dans le bulbe, car lorsque l'on a séparé d'avec la moelle les
autres parties de l'encéphale, les mouvements du cœur ne s'af-
faiblissent pas plus qu'après une perte de sang. Si au contraire
c'est le bulbe qui a été séparé de la moelle, le cœur perd considérablement de son énergie.

Bezold indique en outre comme source d'innervation du cœur
un centre *spinal,* mais qui ne mérite pas à proprement parler
le nom de centre ; c'est plutôt, d'après les expériences de Bezold
lui-même, une voie centrale de transmission.

Il valait mieux mentionner le foyer modérateur, celui du nerf
vague, qui a aussi son siége dans le bulbe. De sorte qu'en définitive, il reste bien trois centres, vague, ganglionnaire et
auxiliaire.

Objections. — L'action de la moelle sur le cœur est-elle directe?
— Pour le mode d'action exercé par le centre bulbaire, on
peut se demander (et nous aurons bientôt à revenir sur ce point)
s'il s'agit bien là d'une influence directe, si les effets de la section ou de l'irritation du bulbe ne s'expliquent pas par des modifications dans les nerfs vasculaires. A cette objection, Bezold
répond par l'expérience suivante : il fait une section de la
moelle cervicale, l'activité du cœur s'amoindrit comme précédemment. Cela fait, il place une ligature sur l'aorte, au-
dessous de l'origine des artères rénales. Cette ligature équivaut
par ses résultats au trouble de la circulation que produirait la
contraction simultanée de toutes les petites artères. Or, à la
suite de cette opération, la pression artérielle n'augmente que
d'une quantité très-passagère et peu considérable, comparative-
ment à l'excès de pression obtenue par l'irritation de la moelle.
Si donc la ligature de l'aorte ne produit pas les mêmes effets
que l'irritation de la moelle, c'est que ceux-ci ne peuvent s'expliquer par la contraction des artères.

On peut objecter encore qu'à la suite des opérations pratiquées
sur la moelle, il survient une modification dans les nerfs vaso-
moteurs du poumon ; qu'en conséquence l'échange des gaz
n'étant plus ce qu'il était à l'état normal, exerce une influence
sur le cœur. Mais il ne faut pas oublier que la suspension totale
de la respiration n'agit sur le cœur que fort tard, et à un degré

qui ne saurait en aucune façon être comparé avec les effets de l'irritation de la moelle.

En résumé, vous le voyez, Messieurs, M. Bezold accorde aux centres nerveux une influence *directe* sur les contractions du cœur. Les faits avancés par ce physiologiste sont d'une exactitude remarquable, et ont été confirmés pleinement dans un travail publié dans ces dernières semaines par MM. Ludwig et Thiry. L'interprétation seule est différente ; celle de M. Bezold a surtout été attaquée par M. Goltz.

Est-ce par l'intermédiaire des vaisseaux que la moelle agit sur le cœur ? — MM. Ludwig et Thiry reconnaissent qu'après la section de la moelle, la pression dans les artères diminue et les pulsations se ralentissent ; qu'après l'irritation du bout supérieur, on voit la pression et les pulsations augmenter. Ainsi, comme l'avait avancé Bezold, une modification a été produite dans le centre circulatoire. Deux suppositions sont possibles : ou bien on a déterminé directement une contraction du muscle cardiaque, ou bien on a déterminé une contraction des vaisseaux, et cette contraction vasculaire est la cause réelle de l'augmentation de pression. Celle-ci à son tour serait la cause unique des troubles cardiaques.

C'est à cette deuxième supposition que se rattachent MM. Ludwig et Thiry, et ils cherchent à l'établir par les preuves suivantes :

1° Si l'on augmente par un moyen quelconque la résistance au cours du sang, la pression devra monter comme elle monte par l'irritation de la moelle, et si cette pression exagérée, que l'on peut rendre indépendante des nerfs spinaux, accélère les pulsations, on en pourra conclure que l'excès de pulsations tient à l'accumulation du sang dans le cœur.

2° Que l'on suppose supprimés tous les nerfs qui vont du cœur à l'encéphale et à la moelle et que l'on irrite celle-ci. Si les nerfs que l'on vient de supprimer ne sont pour rien dans les effets produits, les mêmes phénomènes devront se manifester du côté du pouls et de la pression.

3° Les preuves précédentes ne seront complètes que si, la circulation une fois modifiée par un moyen mécanique, l'irritation de la moelle devient impuissante à déterminer de nouvelles modifications du côté du cœur.

De là trois séries d'expériences : 1° on irritera la moelle cervicale et l'on étudiera les effets produits sur les branches artérielles ; 2° on irritera la moelle cervicale après section préalable de tous les nerfs qui relient le cœur à l'axe cérébro-spinal ; 3° on fera la ligature de l'aorte thoracique, après quoi l'on irritera la moelle.

Voici maintenant les résultats qu'ont fournis les expériences instituées dans cette direction :

1° La compression exercée sur l'aorte thoracique détermine l'afflux du sang au cœur, et ce viscère offre alors la même suractivité qu'à la suite d'une irritation de la moelle. Il semble donc que cette irritation, avant d'agir sur le cœur, produise une augmentation de résistance au courant artériel.

2° Lorsque l'on a pris la précaution de détruire par les moyens galvano-caustiques tous les rameaux nerveux qui se distribuent au cœur, la division de la moelle et l'irritation consécutive du bout central produisent des effets semblables à ceux que l'on obtient sans destruction préalable des nerfs. Le cœur augmente d'énergie absolument comme si les nerfs étaient intacts, ce qui prouve qu'ils ne sont pas indispensables ; la pression augmente ; en même temps, on voit toutes les artérioles se rétrécir jusqu'à se fermer complétement.

3° Puisque, d'une part, on a démontré que l'augmentation de pression détermine la suractivité du cœur, et que, d'autre part, on a donné la preuve directe de l'accroissement de résistance des artères, on est en droit d'établir une relation de cause à effet entre la résistance artérielle et l'accroissement des contractions du cœur.

Ainsi donc, d'après MM. Ludwig et Thiry, les phénomènes observés par Bezold sont indépendants de l'action des nerfs spinaux, qui vont au cœur ; ils reconnaissent pour cause unique et médiate la contraction des vaisseaux par l'irritation de la moelle. Toutefois ces expérimentateurs croient devoir faire quelques réserves, car ils reconnaissent que les pulsations observées au cœur et aux artères sont très-variables et sans rapport direct avec la pression. Ils font aussi des réserves sur l'influence que l'augmentation de pression artérielle exerce sur l'énergie du cœur.

Preuve nouvelle de l'action primitive des vaisseaux sur le cœur. — M. Goltz réfute la théorie de Bezold par une autre voie, en se fondant sur l'arrêt du cœur par paralysie réflexe des vaisseaux.

Vous vous rappelez la curieuse expérience de ce physiologiste : une percussion violente exercée sur le ventre de l'animal amène l'arrêt du cœur par excitation réflexe du nerf vague. La mort peut être instantanée ; mais ordinairement le cœur recommence à battre très-faiblement, contenant alors une très-petite quantité de sang, tandis que, dans les cas où l'irritation a été portée directement sur le nerf vague, si le cœur recommence à battre, il bat naturellement. A quoi tient cette différence ? C'est que la moelle a modifié l'action du cœur, mais non directement. Si la percussion a été faite après la section de tous les centres, ou, ce qui revient au même, après la suppression du nerf vague, le cœur bat très-faiblement. Il n'en est pas de même si c'est l'encéphale seul qui a été séparé de la moelle.

Le peu d'intensité des battements tient à l'affaiblissement du système vasculaire qui amoindrit l'afflux du sang, et amoindrit par conséquent l'action du cœur. En effet, lorsqu'on ouvre un animal qui vient de subir la percussion du ventre, on trouve que tous les vaisseaux de l'intestin, du mésentère, même les veines, sont gorgés de sang, tandis que les autres vaisseaux du corps sont exsangues ; la pression est diminuée dans les veines abdominales, dans la veine-cave inférieure et dans le cœur. Plus tard les vaisseaux ainsi frappés d'inertie recommencent à se contracter sous l'influence de la moelle. On voit donc que les veines, comme les artères, ont une tonicité propre soumise à l'influence médullaire.

Il n'est pas difficile de montrer que les vaisseaux sont en effet influencés par la moelle. Détruisez celle-ci, cela suffit pour que l'action du cœur soit sinon anéantie, du moins notablement amoindrie. On peut faire l'expérience inverse, conserver la moelle, mais saigner abondamment l'animal ; le cœur ne tarde pas à se remplir de nouveau.

Depuis son premier travail, M. Goltz est arrivé à reconnaître

que ce ne sont pas seulement les vaisseaux du ventre qui sont
paralysés par la percussion, quoiqu'ils le soient à un plus haut
degré que les autres. On peut les lier, et l'effet sur le cœur se
produit, néanmoins. L'auteur pense que l'excitation mécanique
des vaisseaux des parois abdominales ou l'excitation nerveuse
de l'intestin peuvent paralyser le centre médullaire des nerfs
vaso-moteurs.

Preuves de l'action directe de la moelle sur le cœur. — Cette
intervention des vaisseaux dans la production des phénomènes
cardiaques n'a pas paru à M. Bezold rendre un compte suffisant
des faits observés, et les objections qui lui étaient faites de tous
côtés ont motivé de sa part de nouvelles recherches.

1° La moelle, dit-il, excite *directement* le cœur. En effet,
chez un animal préalablement empoisonné par le curare, et auquel on a coupé le nerf vague et le nerf grand sympathique, si
on lie toutes les artères et toutes les veines, à l'exception des
carotides et des jugulaires, et si on irrite alors la moelle, on
voit encore se produire une accélération très-marquée du cœur
et une augmentation de la pression artérielle. Ainsi l'activité du
cœur continue à s'exagérer par l'excitation de la moelle, même
quand la circulation se fait par des vaisseaux dont les nerfs
vaso-moteurs sont paralysés.

2° L'augmentation de la pression artérielle comparée à la
faiblesse de la pression veineuse prouve bien que la moelle agit
sur le cœur. Coupez la moelle, la pression artérielle baisse beaucoup, et la pression veineuse augmente légèrement. Faites l'expérience inverse, irritez la moelle, la pression artérielle monte
énormément et avec rapidité, tandis que la pression veineuse
baisse faiblement. Ainsi, la moelle étant paralysée, le cœur a si
peu d'énergie que la pression veineuse, qui est proportionnelle-
ment élevée, augmente à peine. Au contraire, par le fait de
l'excitation de la moelle, le cœur travaille si énergiquement
qu'il élève *de beaucoup* la pression artérielle naturellement peu
considérable. Ainsi enfin la part que les nerfs vasculaires prennent aux modifications du cœur est minime et passagère, et en
tout cas insuffisante pour en rendre compte. Ceci achève de ré-
pondre aux objections élevées par M. Goltz.

3° La section de la moelle n'est pas équivalente à la destruction de cet organe dans sa totalité. Les veines-caves et le cœur sont alors remplis de sang, et non vides, comme l'avait dit M. Goltz. La pression dans les veines-caves est augmentée par la section de la moelle, elle est au contraire diminuée par suite d'une irritation médullaire. Les modifications de pression sont donc consécutives aux modifications de l'action du cœur.

4° Si l'on irrite la moelle, après ligature de la veine-cave et de l'aorte abdominale, la pression augmente dans les veines périphériques qui se rendent à la veine-cave.

RAPPORTS DU CENTRE AUXILIAIRE AVEC LES AUTRES NERFS. — Le centre auxiliaire, dont l'existence vient d'être mise hors de doute par les expériences précédentes, doit enfin être étudié dans ses rapports avec les autres nerfs. Ce centre ne peut être excité d'une manière réflexe que dans certaines conditions. Le bulbe étant séparé de la moelle, l'excitation du plexus ischiadique ou brachial ne produit plus d'effets appréciables ni sur le pouls ni sur la pression. Donc il n'y a pas dans la moelle de relation réflexe entre les nerfs sensibles des extrémités et les nerfs moteurs du cœur. L'effet est encore nul quant à la production des actes réflexes, si on sépare le bulbe de l'encéphale.

Mais si l'encéphale et la moelle sont intacts, l'irritation de la peau ou des nerfs sensibles produit par irritation réflexe des nerfs cardiaques une augmentation très-marquée de l'action du cœur.

Dans les mêmes conditions, la frayeur ou une impression subite sur les sens peuvent également produire par action réflexe une exagération des mouvements du cœur. Il est évident d'ailleurs que l'intégrité de l'encéphale est nécessaire pour que le *sensorium* ait conscience de tous ces phénomènes.

Les rapports du centre auxiliaire avec le nerf vague envisagé comme nerf sensitif diffèrent absolument des rapports de ce même centre avec les autres nerfs. L'excitation du bout central d'un nerf sensitif, si l'encéphale est conservé, augmente en général par action réflexe l'activité du cœur. Au contraire, l'excitation du bout central du nerf vague diminue les mouvements du cœur. Cette diminution est égale à celle que l'on obtient par la section de la moelle. Ainsi l'excitation centripète du nerf vague produit des effets équivalents à ceux que l'on obtient en coupant la moelle. Elle amène l'arrêt du cœur par paralysie réflexe des nerfs moteurs de ce viscère. C'est de même que l'excitation centripète du nerf laryngé supérieur produit un arrêt réflexe de la respiration.

Après avoir étudié séparément les propriétés du centre auxiliaire et celles du nerf vague, nerf essentiellement modérateur, il fallait voir encore ce que produirait l'excitation simultanée de ces deux départements nerveux : c'est ce qu'a fait M. Bezold. Pendant qu'a lieu une irritation de la moelle, c'est-à-dire, d'après ce qui précède, pendant que le pouls et la pression sont très-élevés, si l'on excite le bout central du nerf vague, les pulsations se ralentissent considérablement ou s'arrêtent, et la pression s'abaisse: Ainsi l'action suspensive du nerf vague dépasse au début l'action excitante de la moelle. Mais si l'excitation se prolonge de part et d'autre, les rôles s'intervertissent, et l'action de la moelle finit par prédominer. Si cependant l'arrêt du cœur par le nerf vague a été déterminé préalablement, aucune excitation du centre auxiliaire ne peut plus le faire cesser.

IV. Influence du grand sympathique sur les mouvements du cœur. — Nous devons au même expérimentateur des recherches non moins intéressantes que les précédentes sur le rôle du grand sympathique. D'après Moleschott, ce nerf se comporterait exactement à la manière du nerf vague : comme pour celui-ci, une excitation très-faible amènerait l'accélération du cœur; une excitation forte épuiserait rapidement l'action du nerf, et amènerait un arrêt des battements. A cette théorie, qui avait du moins l'avantage de la simplicité, M. Bezold a fait des objections graves qui infirment cette manière de voir :

1° Le nerf sympathique n'avait pas été coupé dans les expériences de Moleschott, et par conséquent l'on n'avait pas supprimé la part d'influence du bulbe.

2° L'accélération observée était toujours restée dans les limites du pouls normal.

3° Les courants mis en usage par Moleschott étaient restés inefficaces dans les mains de M. Bezold.

4° Enfin, les courants forts qui avaient pu arrêter le cœur étaient déviés sur le nerf vague, et par conséquent faisaient entrer dans la solution du problème une donnée qu'il fallait absolument éliminer.